もうダメだと
心が折れそうになったとき

1分でラクになる
心の薬箱

心理カウンセラー
弥永英晃
Yanaga Hideaki

青月社

はじめに

この本を手に取っていただきありがとうございます。
今、あなたはどんな気持ちでこの本を開いているでしょうか？

- **人間関係がつらくてしんどい**
- **悲しみで沈んで立ち直れそうにない**
- **自分やまわりの環境に絶望している**
- **前向きに行動する気力が湧かない**

など、とてもつらい心境なのかもしれませんね。

この本は、「もうダメだ……」と心が折れそうなときに、読むだけで心が浄化されて癒される、潜在意識セラピーです。

あなたが抱えているつらい心境が、本のページをめくっていくだけで、

・こう考えればいいんだと気づいてスッキリした

・1歩前に進むための勇気をもらえた

・自分の本当の気持ちに気づけた

・心が癒されて楽になった

と思っていただけたら幸いです。

この本は、ひとつの項目を1分間で読めるように書いています。

その**1分間であなたの潜在意識に働きかけて、心を癒し、行動を変えていけるように工夫しています**ので、ぜひゆったりとした気持ちで読んでみてください。もちろん、どの項目から読んでいただいてもかまいません。

＊

実は私は、過去にストレスをため込み、うつになったことがあります。

人生に悩み、誰にも相談できず1人で声を押し殺して泣いた夜を今でも思い出します。

当時の私は勇気を出してヒプノセラピー（催眠療法カウンセリング）を受けたり、生き方の答えを求めてたくさんの本を読みました。

その中で本の温かい言葉たちに励まされ、折れそうだった心が癒され、1歩前に進む勇気をもらうことができました。本は私にとって大切な人生の先生であり、私を救ってくれたかけがえのないものです。

そんな体験をしたことで気づいたこと・伝えられる言葉やセラピーがたくさんあります。

私は現在、その体験を生かして心理カウンセラー・作家として活動しています。これまでにのべ1万人もの方のカウンセリングを行い、よりよい人生を歩んでいただくためのお手伝いをしてきました。

この本は、こうした多くのカウンセリング経験から得たエッセンスの一部をまとめたものでもあります。

「疲れて心が折れそうなときにスーっと効く言葉のセラピー」がたくさん詰まっていますので、つらいときには声を出して読むと、あなたの心の奥深くにある無意識

（潜在意識）にストーンと定着されるでしょう。

この本があなたの心に勇気と癒しのシャワーとして降り注ぎますように。

弥永英晃

目次

第1章

自分を愛するための1分間潜在意識セラピー

第2章 嫌な気持ちから脱するための1分間潜在意識セラピー

第3章

人間関係をラクにするための1分間潜在意識セラピー

第4章
1歩踏み出すための1分間潜在意識セラピー

潜在意識って何？

私がカウンセリングで行っていることの中に、催眠療法という方法があります。これは「意識」ではなく、「無意識」＝潜在意識に働きかけるセラピーです。

その技術を一般の方でも、生活の中で実践できるようにしたものが、潜在意識セラピーです。

この本はたった1分で気持ちをラクにしていただくために、潜在意識セラピーを実用書にしたものです。

「無意識」のことを詳しく知らない方もいらっしゃると思いますので、簡単にお話しします。

私たちの心は大きく分けて、**「意識」と「無意識（潜在意識）」に分かれています。**

人の心に「無意識」の領域があることを発見したのは、心理学の父として有名な、ジークムント・フロイトという精神分析医・博士です。

心の領域の比率は**「意識」が1割、「無意識」が9割**と言われています。

たとえば、あなたにはこんな経験はありませんか？

・なぜかダイエットが続かない
・どうしても勉強が続かない
・日記を続けられない

なぜこれらは3日坊主で終わることが多いのでしょうか。

正解は、たった1割の「意識」の力で習慣を変えようとしているからです。

催眠療法が一般のトークセラピー（話すだけのカウンセリング）と違うのは「意識」ではなく、もっと深いところにある「無意識」に働きかけるからです。

だから心に変化が起きるのが早いのです。

頭でどんな戦略を考えても、どんなに意欲を持とうとしても失敗してしまうのは、たった1割の「意識」の力を使っているからです。

心の9割を占める「無意識」、つまり潜在意識を活用したほうが自分を変えやすいのです。

1対9では「無意識」が圧勝するのは数字から言っても明らかです。

この本は、読むだけであなたの「無意識」＝潜在意識に新しい気づきや癒しをインプットしていきます。

そして、ストレスや悲しみ・絶望などで折れそうになったあなたの心を、きっと元気にしてくれるはずです。

ぜひ、潜在意識を味方につけて人生を楽しみましょう。

第1章

自分を愛するための1分間潜在意識セラピー

自分の機嫌をとれるようになると、人生が好転する

人からほめられたり評価されないと不安になったり機嫌が悪くなる人がいます。それは他人に自分を預けてしまって、他者中心で生きているからです。そのような人は他人の評価や言動に常に心を振り回されてしまいます。

大切なのは、**他者中心の生き方から脱出して、自分を大切にする生き方にシフトすること**です。

落ち込んだときは、一番最初に自分自身をやさしくいたわりましょう。

自分の心の状態を素直に感じてみて、今日はイライラしているな……、今日は落ち込んでいるな……と気づいたら、自分で自分のご機嫌をとってみましょう。

ココロの薬箱

普段から自分の機嫌がよくなる簡単な方法を見つけておこう。

たとえば、「おいしいものを食べに行く」「趣味に没頭する」「休日に1日中寝てみる」「映画を見に行く」「友だちと遊ぶ」「温泉に行く」など。

手軽に上機嫌になれる「プチ自分機嫌とり」の方法を普段から見つけておきましょう。それを実行すればいつでも心をよい状態に戻すことができます。

他人に心を左右されるのではなく、自分でみずからの心の状態をコントロールできれば、生きていくのがもっと楽になるはずです。

短所こそあなたらしさ
人は短所で愛される

世間では長所をほめて伸ばしていくという教育法が一般的になりつつあります。

しかし、**その人の本質は短所に表れます。**

俳優の世界では、美男美女の役者さんたちが主役を務めることが多いですが、必ずしも演技力を買われて役に抜擢されるわけではありません。容姿端麗だからこそ多くのファンがついている場合が多いのではないでしょうか。

しかし、美男美女ではないけれど、その人にしか出せない独特の雰囲気を持っているわき役の俳優さんたちがいます。

テレビドラマなどでは、むしろわき役の存在感の方が、主役よりも勝《まさ》っていることがあります。

それが「容姿端麗ではない」という俳優としての短所を「存在感」という個性として磨いた結果なのです。


職場でいつもうまくしゃべれない口下手な人が、なぜか口達者な人よりも営業成績がよいということはよくあります。

口下手というのはその人にとっては短所です。

しかし、話すのが苦手だからその分しっかりとお客様の話を聞こうとするその人の姿勢は、お客様に伝わります。

すると、お客様はやたらに饒舌に売り込んでくる営業マンよりも、その人のことを「信頼できる」と思ってくれるのです。


それが短所で愛されるということです。

自分の短所は決して目をそらすべきものではありません。
短所があなたの個性を出すのです。
短所にあなたらしさが隠れています。
短所を探して伸ばせないか考えてみましょう。
短所はあなたの可能性なのです。

ココロの薬箱

自分の短所を愛して育て、オンリーワンの短所で人からも愛されよう。

自分だけの心のお守りを持っておく

うつだったとき、私は人が怖くて家から出られなかったことがあります。

かかってくる電話にも出れず、メールもできません。

それこそネットを見ることすらできませんでした。

少し調子がよくなって、近所を散歩することができるようになったときでも、ふと得体の知れない不安に襲われることがあります。

その頃、私はいつも水晶のパワーストーンを腕につけていました。

不安に襲われたときは、私はいつも右手につけていた水晶のパワーストーンを左手で触って「自分は安心だ」と不安を解消していました。

私にとってこのパワーストーンは、外出時には欠かせない頼れる存在だったのです。


仕事場や学校では、パワーストーンなんてつけられないと思われる方もいるかもしれません。

そういう方はとくに石にこだわらなくてもよいのです。

身につけるものは、実は何でもよいのです。

女性なら特定のイヤリング・ペンダント・時計・あるいは神社のお守りなど、これを持っていたら守られて安全だと思えるものであれば、それで充分なのです。

自分が「これが心のお守りだ」と設定すれば今日からそれがあなたのお守りとなります。


何かを触るという動作は、意識を身体の感覚に集中させる行為です。

不安になっているときは、意識がマイナスの感情に支配されています。

そのとき手でお守りに触れることで、意識はマイナスの感情から離れて身体の感覚に引きつけられます。その分、心が楽になるのです。

ココロの薬箱

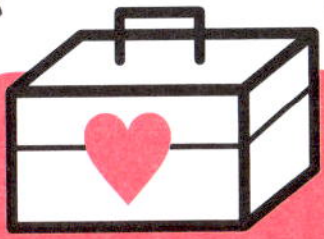

不安になったらギュっと、オリジナルの心のお守りを触ろう。それを触るといつも守られてる・安全・安心といつもイメージをしておこう。

緊張とリラックスは同居できない

心配事や不安、焦り、恐怖を感じるとき、人は呼吸が浅くなり、うまく息が吸えなくなります。それは身体が緊張で固まるからです。

このように、心の状態は身体に表れます。特に呼吸と脈拍に顕著に表れます。あがり症の人は、社内会議やプレゼン、初対面の人や異性と会話するときなど、緊張で心臓がドキドキ、バクバクしてしまいます。呼吸も浅く息苦しくなります。

逆にこれらの現象が治れば、不思議と緊張は解けていきます。緊張そのものを消そうとするのはなかなかできるものではありません。しかし、緊張による身体反応を治める方法さえ覚えておけば、緊張はおのずと解消されるのです。

方法は簡単です。**大きくゆっくりと深呼吸。**

吐く息をいつもの3～4倍ゆっくり吐くと、人の身体はリラックスした状態に切り替わります。**人は緊張とリラックスを同時に感じることはできない**ものです。

試しに、かわいらしい動物の猫や犬の写真を見ながら、イライラしてみてください。どうですか？　イライラの感情は湧いてこないのではないでしょうか？

リラックスすれば、緊張はおのずと消えていくのです。

ココロの薬箱

不安なときは、目を閉じて心臓に手を当ててゆっくりと深呼吸をしよう。

ひとりごとは心を浄化する

あなたはひとりごとを言いますか？

私は掃除や散歩、本を書いているときもひとりごとを言っています。
ただ、自分以外の相手がいるときは言いません。

あなたはひとりごとを発している人を気持ち悪い人と思っていませんか？
実はそうではないのです。

コミュニケーションには2種類あります。

ひとつは相手がいて話すコミュニケーションです。

もうひとつは自分自身の心の中で話す（心理学ではセルフトークと呼ばれる）コミュニケーションです。

ひとりごとはセルフトーク（心の想い）を表に出している状態です。

それは心の中に存在するモヤモヤした気持ちを浄化するためでもあるのです。


だから、**不安や不満がたまっているときは、ひとりごとをたくさん言って、すべて吐き出してしまったほうがよいのです。**

ココロの薬箱

**ひとりごとを言うと心が浄化されスッキリする。

一人のときはひとりごとをたくさん言おう。**

正しさにとらわれるとたんに生きづらくなる

正しさを基準にして物事を判断すると苦しい生き方になってしまいます。

「正しい自分」に価値があると感じていると、堅苦しく生きづらい人生になってしまいます。

正しいか、正しくないかという基準をいったん手放しましょう。

頭のネジを緩めてください。そして、**正しい、正しくないではなく、「楽しい気持ちになれるかどうか？」を新しい物事の価値基準にしてみましょう。**

心が折れそうな人はまじめで、正しさにとらわれた苦しい生き方のレールの上で生きています。

そうではなくて、「楽しいか？」や「笑顔になれるか？」ということを自分の価値観の中心に持ってくるのです。

時には何も考えないで青空を見上げ、広大な空の色と、ゆっくりと流れる雲を眺めましょう。そうしていると、心は自然とやさしい気持ちになっていきます。

楽しいこと、笑顔になれることをしているあなたが一番輝いています。

あなたのライフスタイルを変えるために必要なのは、笑顔です。

生き方・考え方・捉え方を少しずつ変えて心豊かに生きましょう。

ココロの薬箱

最も大切なのは、正しい生き方ではなく、心から笑顔になれる生き方。

自分をほめるくせをつけると何事もうまくいく

心が折れやすい人はとても繊細で、ちょっとしたことが気になったり、他人の感情・行動・言動に敏感に反応してしまうので、いつも気を張っています。
職場ではおそらく「いい人で正義感が強くて、人一倍仕事も頑張るよね」と思われています。

でも、あなたの心の中はどうでしょうか？

「期限までに契約を取るために徹夜覚悟でプレゼン資料を作成……疲れていて限界だけど、私は○○しなければならない」

「○○できないわたしには価値がない」
「○○できなかったら、みんなにどう思われるか不安でしかたない」

このように、実は自分にプレッシャーをかけて外の世界と何とかつながりを保とうとしているのではないでしょうか。

そんなあなたに言いたいのは、**「ときには自分で自分のことをほめてあげてますか？　愛してあげていますか？」**ということです。

もし、仕事でミスしても、恋愛でうまくいかなくて彼氏の前で恥をかいても、内緒で自分をほめてあげるクセをつけてください。

自分にめっぽう甘く、どんなに些細なことでもほめるクセをつけることが大切です。

他人がほめてくれなくても、自分がほめてあげればそれだけで満たされることもあるのです。限界ギリギリだったものがすっーと楽になるのです。

まずは、他人の評価に気をとられず、**自分応援団は自分1人でいいんだ**ということに気づきましょう。

「意外によくやったじゃない!!」

「わたしがんばったよ!!」

と自分で自分をほめると疲れもとれていきます。

自分に厳し過ぎると、どうしても人にも厳しく接したり、厳しい視点で相手を評価してしまいます。

まずは、他人より自分を愛して自分が満たされないと、人にも本当の意味でやさしくはできないものです。

まずは自分を許すことから、愛することからはじめてみてはいかがでしょうか。

どんなあなたも十分素敵です。

もっと自分のことを愛せたら、あなたは今よりも考え方が柔軟になり、人間関係も円滑になると思います。

ココロの薬箱

自分応援団は自分ひとりでいい。自分にめっぽう甘く、どんなに些細なことでもほめるクセをつけよう。

ときには立ち止まって
ゆっくりと休んでもいい

どんな境遇でも、未来はつくることができます。
生きている限り、再び立ち上がる力を人はみんな持っています。

どんなに傷ついても、希望は必ずあります。
生きている限り、自分にとっての光を見つける力を人はみんな持っています。

1人で考え込んだり、理想の自分と現実の自分のギャップに焦ったりすると、見える世界の幅が狭くなります。
そしていつしか、自己嫌悪の悪循環に入っていきます。

ときには焦らずゆっくりと立ち止まることも大切です。

「疲れたな……」と思ったら、心の声、身体のサインを無視しないで、ゆっくりと休みましょう。

一番大切なことは、自分が自分をどんなときも見捨てないことです。
自分をけっして責めたりせず、大切にいたわってあげてください。

ココロの薬箱

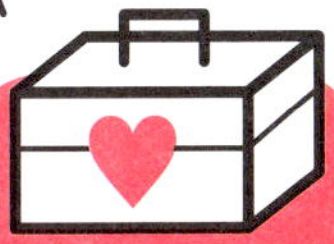

心と身体の声を聴こう。
ゆっくり休んで、自分自身との絆を取り戻そう。

自分を愛する言葉は地球を天国にする

うまくいかない……、自分はダメだ……、心が折れそう……と思っているとき、

自分のことを責め続けていませんか？

心の中で、

「だから、何をやってもうまくいかないんだ！」

「お前はやっぱりダメなやつだ！」

「どうせ何をやってもできない！」

とつぶやいていませんか？

こういう対話を心理学では、自己トーク（セルフトーク）と言うのですが、うま

くいかないときは特に激しく自分を罰している状態にあります。


私もうつのときはそのような状態になって、あるときそんな堕ちていく自分を、

「どこまで堕ちられるのだろう……」

と客観的に傍観しながら、自堕落な生活を送っていた時期がありました。

これは、自分の劣等感を刺激し続けている状態なのです。


劣等感とは恐れと同じです。

今の日本では、マスコミ・メディアも不安や恐れの感情を煽り立てています。

社会に出てからも、恐れがベースの競争社会です。

そして一般の家庭でもそれぞれに恐れを植えつけています。

「勉強しないと○○になる」

「人に負けてはいけない」

恐れは代々、親から子どもへと植えつけられて、負のネガティブ連鎖を起こしています。では、どうすればいいのでしょうか？

答えは簡単です。**言葉を変えればいいのです。**

イエスキリストも『はじめに言葉ありき』と言っています。

うまくいかないときに、自分を陥れたり責めたりするのは、自分の心に暗闇を作っているのと同じことなのです。

暗闇の中で、パッと電気のスイッチを入れるような感覚で、**何度も明るい言葉を言うように心がけるのです。**

自分をポジティブにする言葉ならどんな言葉でも構いません。

「私は○○できる」

「私は○○できる自分を受け入れる」
「私は十分にがんばっている」
「ありがとう」
「私は自分のことを尊重して尊敬しています」
「自分のことを大切にいたわります」

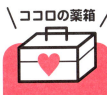

ぜひ試してみてください。

ココロの薬箱

この世を天国に変える方法はポジティブな言葉を使うこと。自分をけなして生きると地獄です。自分を愛する言葉を毎日つぶやきましょう。

自分の心の中の子どもに語りかけよう

自信がない……、自分を大切にできない……、人を好きになれない……。

恋愛や対人関係でいつも同じパターンで失敗してしまう人は多くいます。

その原因は、自分の心の中の9割を占める潜在意識に植えつけられたマイナスの暗示です。

マイナスの暗示を持っていると、自己肯定感（自分を認めて愛する気持ち）が育ちにくいのです。

私たちの潜在意識の中には、過去に親から言われた言葉や行為などがインプット

されていて、

「〇〇しなければならない」

「〇〇するべき」

という価値観が作られています。

そのときにつらい思いをしたインナーチャイルド（幼い頃に傷ついた自分自身）が心の奥にいて、そのようなマイナスの暗示をかけているのです。

催眠療法では、催眠状態になっている間に、自分のインナーチャイルドを癒します。

でも、あなたでも自分１人で手軽にできる方法があります。

それは、**自分自身の心の中に３歳児が存在しているとイメージ**する方法です。

その子は傷ついてさみしがっています。

その子に、やさしい愛情のある言葉で語りかけてあげてください。その子が笑顔になることを、大人のあなたが一緒にしてあげるとインナーチャイルドは少しずつ癒されていきます。

たとえば、幼いころ母親から片づけができないと叩かれてつらい思いをしたとします。でも、いつまでもそのことを引きずって自分を責めたり、母親を許せないでいるのはエネルギーを消耗しますよね。

そんなときは心の中の子どもにこう語りかけてみましょう。

「許せないのならば許さなくていいんだよ。シンプルに気持ちを手放してしまおうよ」と。

許すことに意識を持ちすぎると、ますます葛藤が起きてつらい過去があなたを縛ることになります。

自分から手を緩めて気持ち自体を手放すことで楽にしてあげるのです。

ココロの薬箱

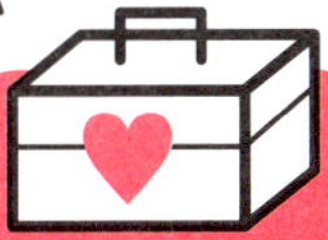

インナーチャイルドにやさしい言葉をかけてあげよう。インナーチャイルドが健康に育つと自分を愛せるようになる。

column1

潜在意識セラピーを効率的に行うコツ

この本に書いてある潜在意識セラピーを、効率的に行うコツというものがやはりあります。

ポイントを挙げると、

- 義務感で読まない
- 「正しい」「間違っている」のジャッジをしない
- 不必要な思い込みは手放す
- ワクワクしたり、よい気分の選択をする
- 五感で感じる
- 朝・夜などの潜在意識に定着しやすい時間帯に読む

・本を読むだけで終わりではなく、たった1つのことでも行動に移してみる

などを心がけて行うとよいです。

これらのことに意識を少し向けてあげるだけで、普通に読むだけとはまったく結果が違ってきます。

この中で、特に大切なのは五感です。

五感とは、人が外部から脳・無意識にとり入れる際の情報媒体のことです。

視覚……目で見る
聴覚……耳で聞く
触覚……体で感じる
嗅覚……匂いを嗅ぐ
味覚……舌で味わう

人はこの五感のチャンネルを通して、物事の情報を察知するようにできています。読むという行為は視覚を使っています。紙に書き出すという行為は視覚と触覚を使います。温泉につかってみるというのは温泉の温かさを体で感じるので触覚を使います。臭覚も使うでしょう。

カウンセリングをしていると、この五感が今の日本人はどんどん弱くなってきて、感じる力が閉じていると感じます。

感じるとつらい思いをするから、感覚を麻痺させてしまうのです。これは人間の防御反応のひとつなのかもしれません。

うつやパニック障害などの方は五感を閉じてしまっています。それ以外の一般の方も閉じている方が多いです。

無意識というのは、五感を開くとさらに感受性が強くなります。

column1

ですから、この潜在意識セラピーは1つの項目を1分で読むことができますが、ときにはじっくり時間をかけて五感の感覚を取り戻してほしいという想いもこもっています。

本の紙の匂いを嗅いでみてください。とてもよい香りがします。ピンクのやさしい表紙を眺めてみてください。とても愛情いっぱいでやさしくなれます。本のカバーを触っている手の感覚はどんな感じがしますか。

こういう感覚を五感で受け取りながら潜在意識セラピーを行うと、潜在意識にストーンと定着されて、心の9割が変化を起こします。

あなたが変わっていくのです。

第2章

嫌な気持ちから脱するための1分間潜在意識セラピー

気持ちが切り替わらないときは「時間薬」を信じてみる

モヤモヤして気持ちを切り替えたくてもそれができず、ずっと同じことで悩んでいるときってありますよね。
誰かに相談して話してもすっきりしない、身体を動かしたり好きなことをしてみたり考え方を変えようと思っても、そのことにどうしてもとらわれて気持ちが沈んだり悩んだりしてしまう……。

心はゆっくりと時間と共に変化していくものです。
ずっと同じ心の状態のままという人を私は今まで1人も見たことがありません。
あんなに悩んで泣いて過ごしたつらい夜も、悔しい気持ちも、立ち直れないほどの傷も、時間が経てばいつの間にか消えてしまいます。今は悩んだり落ち込んだりしているけれど、いつまでもつらいわけではないと思うことです。


あなたに質問です。

5年前の今日の日付のこの時間に、あなたは何を悩んでいたか思い出せますか？

人によっては1年前でもほとんど思い出せないでしょう。

それは、**過去の悩みも傷も自然と癒していく力が人間には備わっているということを意味します。これを私は時間薬と呼んでいます。**

つらいとき、このことを知っておくと楽になれますよ。

ココロの薬箱

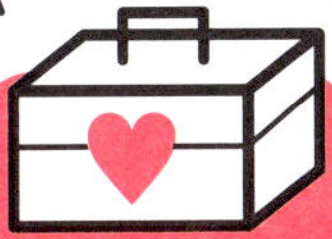

今のつらさや悩みはいつまでも続くことはない。時間薬の力を信じてみよう。

普段と違うことをして新しい自分に出会う

猛烈に落ち込んでいるとき、きっとあなたの見ている世界や考えはとても狭くなっているはずです。

そんなときは見る世界を広げることで、チャンスも考えも広がります。

たとえば、ビジネス書・経済新聞しか読まない人は、普段はめったに読まない小説など違うジャンルの本を読む。

するとビジネス書では得ることができなかった物語の面白さに引き込まれ、ワクワク・ドキドキしながら感情移入している自分に気づきます。

またはは仕事終わりにひと駅だけ手前に降りて歩いてみる。

いつもと違う道で帰ることで「こんなところに素敵なイタリアンのお店があったんだ」「ここにお花屋さんがあったんだ」「フラワーアレンジメント教室もあるんだ、今度習いに行ってみようかな……」など、新しい発見があって、新しい行動欲が出てくるかもしれません。

また、いつもは会わない人に会いに行ったりすると、あなたの世界観が大きく変化することもあるでしょう。

いつも１人で何かをしていたのなら、他の人とやってみる。ムチャ振りしてくれる人の傍にいるなど環境を変えると、少しずつ違う自分になれます。

このように、**いつもの行動にちょっとした変化を起こすことで、新しい結果が得**

られ始めるようになるのです。

落ち込んだときに今までどおりの習慣をこなして、昨日と同じ毎日を過ごしていたら、昨日と同じ毎日を過ごすことになるだけです。

それは今後も今日と同じ明日をずっと過ごすということです。

まずは、行動と習慣を少し変えてみましょう。

落ち込んだときこそいつもと違うことをするように心がけてみましょう。

ココロの薬箱

新しい自分に出会うために、
昨日までと違うことをしよう。
それだけで見える世界がまったく違ってくる。

身体の姿勢を変えれば気持ちも変わる

私は歌手のBe-B（和泉容）さんの大ファンです。

中学生のころ、彼女が当時流行っていたドラマの主題歌をテレビで歌っているのを見て、ひと目で「かっこいい！」と思い、よく聴いていました。

今でもその曲を聴くと、そのころ片思いをしていたせつなく淡い恋心や、漫画家・小説家・ミュージシャンを目指していたころの自分を思い出します。

こういうことは誰でも経験したことがあるはずです。

ある曲を聴くと、その曲をよく聴いていた当時につき合っていた彼のことを思い出したり、その頃の感情がよみがえってきたりしますよね。

これは、音と記憶と感情が、ひとつに結びついているからです。

実は同じように、**身体の「姿勢」も感情とリンクしている**のをご存知でしょうか。

気分が落ち込んでいるとき、自分がどんな姿勢をしているか思い出してみてください。

「猫背になっている」「顔は下を向いて地面ばかり見ている」「歩幅が小さくなる」など、思い当たることはありませんか？

音楽と同じで、「姿勢」はそのときの感情と結びついているのです。

気分が沈んでいるときは、身体がそのような「ネガティブな姿勢」になると潜在意識が記憶しているのです。

この理論を逆手にとりましょう。

嫌な気持ちになったり気分が落ち込んだりしたら、まずは姿勢を意識して「背筋を伸ばす」「顔をあげて前を見る」「歩幅を大きく早く歩く」などを試してみてください。

いつもの**「ネガティブな姿勢」を解くことによって、そこに結びついていた負の感情も徐々に意識から離れていく**はずです。

ココロの薬箱

顔をあげて胸を張り、大きな歩幅で速く歩く。それだけで10秒後にはネガティブな気持ちから抜け出すことができる！

完璧を目指すのをやめて加点主義で考える

落ち込みやすかったり、自分を責めてしまいがちな人は、白か黒か、0点か100点かという極端な考え方をしている場合があります。真ん中のグレーである50点が抜け落ちているのです。

私のカウンセリングでも、うつの方や自分に自信がない方は、この白黒思考で苦しんでいることがとても多いのです。

白黒思考の人にとっては、自分が期待していた完璧な理想でない限り、99点でも0点と同じです。100点じゃないと自分を許せず、「やっぱり完璧にできない私は役に立たない」「私はダメな人間なんだ」と思い込んでしまうのです。「自分ダメ出し症候群」になっているといっても過言ではないでしょう。

どんなことでも完璧にこなせる人なんていません。そんな理想を目指す完璧主義よりも、私は加点主義になることをおすすめします。

加点主義とは、80点なら81点、81点なら82点と、昨日とくらべて1点でも成長できたことに喜びを感じられる人です。

どんなことでもいいのです。今日できたことを素直に喜んで、たった1歩の小さな前進だとしても誇りを持っていいのです。

ココロの薬箱

1センチでも、1ミリでも、昨日より前進できたことに目を向けて自分をほめよう。

マイナスの感情は思い切り感じ切ってしまうと楽になる

楽しんでいる自分、喜んでいる自分、幸せなときの自分、悲しいときの自分、落ち込んでいるときの自分、イライラしているときの自分……。

どのあなたも大切です。

つらくて苦しくて胸がかきむしられるような夜があるからこそ、幸せで喜びに満ち溢れるような、このときがすべてだと感じられる夜もあるのです。

「悲しいときの自分、落ち込んでいるときの自分は大嫌い」と、自分を見捨てないでください。

マイナスな感情は悪くて、プラスの感情だけがよいということはありません。

どんなあなたも、あなたという１人のかけがえのない人間を構成する大切な要素のひとつです。

人は感情の生き物です。

だから日々、環境や人の影響を受けて感情が変化します。

どんな人でも感情の揺れ幅を持っていて当たり前なのです。

落ち込んでいるときのあなたは、こんな自分はみじめでつらくてもう嫌だ、と思っているかもしれません。

あなたはその感情から逃げ出すことばかり考えていませんか？

マイナスの感情をごまかす方法はたくさんあります。

精神安定薬を飲む、お酒を飲む、友だちに電話する……。

だけど、心の奥にある切なさやさみしさは消えないことが多いのではないでしょうか。

マイナスの感情は逃げようとするといつまでも追いかけてきます。

逃げようとするのではなく、いちどは**思い切りその感情を受け止め、感じ切ってみましょう。**

感じ切ってしまうと、不思議と気持ちが落ち着いてくるものです。

少しだけ勇気がいるかもしれません。だけど、感情は敵ではありません。

そして感情を感じ切ったら、その感情を表現してみるものいいでしょう。
声に出したり、絵に描いたり、ノートに気持ちを書き出したり、運動をしたり
……。
表現することで、マイナスの感情が心の外に出て行くと言い聞かせてください。

ココロの薬箱

マイナスの感情をいちどは思い切り感じ切ってしまおう。それを「表現」として外に出すことで、マイナスの感情はあなたから離れていく。

花は人を喜ばそうと咲いているわけではない

暗い気分でいるときは、足元の路上に咲いた花にもなかなか気づきません。
でも、あなたがどんなにつらくても、今日も世界は変わらずここにあります。

あなたの苦しさの原因は、物事の捉え方にあるのです。それはただの解釈です。
ほんとうは、ただ「出来事がある」に過ぎません。

花はあなたの足元に存在しています。花に意味はありませんよね。
花は人を喜ばせようとして咲いるわけではありません。
誰かの期待や責任を背負って育っているわけではありません。

でも、時期が来れば綺麗に咲きます。その時期は花自身が知っています。

あなたにも同じことが言えます。人の役に立つ・立たない。成功する・しない。

そういった区別はあなたの脳と心がしていることです。

自分を苦しめるような「解釈」などはせず、自然の摂理にしたがって生きましょう。他人の期待で生きる人生から脱却しましょう。あなたはそのままのあなたでいいのです。

自然には楽に生きるヒントがたくさん隠れています。自然の声を聴き、自然を見ましょう。

ココロの薬箱

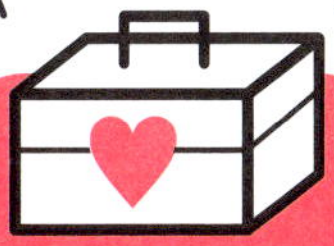

あなたはあなたであるだけでいい。
あなたも花のように自然に咲く時期がくる。
それを信じることで心は楽になっていく。

小さな成功体験を大きく引き伸ばすとやる気がみなぎる

落ち込んだときは、ついつい過去の失敗ばかり思い出してしまいがちです。でも、そんな過去を思い出しても何もいいことはありませんよね。

落ち込んでいるときこそ、過去の楽しかったこと・嬉しかったこと・成功したことを思い出しましょう。特に成功体験を思い出すのが一番です。

小学生のときに何かのコンクールで入選した、賞状やメダルをもらった、親からほめられた、学校の先生からほめられた、部活でほめられた。

どんなに小さなことでもいいのです。何かあると思います。

その**小さな成功体験の嬉しさ・楽しさ・わくわくした気持ちを大きく風船のように、胸の中で膨らませましょう。**

そして、そのとき感じた達成感・高揚感・自信を思い出すのです。

普段から、成功体験をノートに書き留めておくと便利です。

落ち込んだときは、その成功体験リストを眺めながら、

「私は今回もうまくいく。乗り越える力がある」と言い聞かせるのです。

ココロの薬箱

過去の小さな成功体験を
いつでも思い出せるようにしておこう。

無理やり作った笑顔でも気持ちは変化する

笑顔は相手の安心感を高めたり、警戒心を解く魔法です。国境など関係なく、言葉も必要とせず、全世界で通用するすごいエネルギーを持っています。

実はこの笑顔の力は、相手に対して影響を与えるだけでなく、笑顔を作るあなた自身の内面にもよい影響を及ぼします。

人は笑顔になると（たとえそれが作り笑いだとしても）、口角が上がり、表情筋が動くことで脳が刺激され、天然の幸福ホルモン（セロトニン）が分泌されます。すると、自然とポジティブで楽しい気分になるのです。さらには、身体の中から自然治癒力

ココロの薬箱

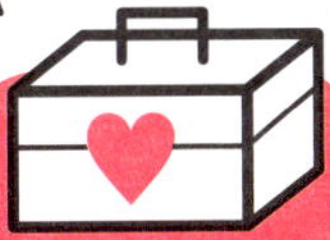

「笑う門には福来る」は科学的にも正しい。笑顔の魔法で嫌な気持ちを撃退しよう。

をアップさせることさえできるのです。

「笑顔は福を呼び込む」というのは事実なのです。

女性も男性も鏡を見ながら口角を上げて笑顔を作ってみましょう。

自然と気分が高揚してきます。

それは相手からも安心され、自分の健康も気分も変えてくれる国境フリーな魔法なのです。

愚痴・不平・不満・泣き言を手放すと空いたスペースにツキが入ってくる

つらいとき、誰かに話を聞いてほしいと思うことがあります。

その相手はたいてい心おきなく話せる友人でしょう。すべてを話せたらきっと気分が晴れてスッキリしますよね。

でも、不平・不満などのマイナスな話を延々と聞かされた友人は、きっと疲れてしまうでしょう（あなたに気を使ってそんなそぶりは見せないかもしれませんが……）。

プロのカウンセラーでも、クライアントのネガティブな話を聞くことで料金をいただいているのです。

カウンセラーはそのときに発生したネガティブな感情の処理の仕方を自分で学んでいますが、一般の方はそうではありません。とても疲れてしまいます。

あなたもテレビでネガティブな話題ばかり何時間も続けて観ていたら暗い気分になりませんか？

いつもマイナス思考でネガティブなことばかり言っている人と一緒にいると、ひどく疲れませんか？

それと同じことなのです。

逆に、いつも明るく振舞っている人、笑わせてくれる人、幸せそうな人といるとワクワク・ウキウキします。

言葉にはエネルギーが宿っています。
古来から日本では言霊《ことだま》と言われてきました。

言霊をうまく使うには、自分に対してよい言葉を使うことです。
そして、陰口や不満を言いたくなったら、あえて新しい行動を起こすことです。
何か行動を起こすことで、ネガティブなエネルギーは霧散していきます。

陰口を言いたいときというのは、ネガティブなエネルギーがあなたの中に停滞している状態なのです。
停滞したネガティブなエネルギーで埋め尽くされていた心に、スペースを空けましょう。

よい言葉を使っていると、ネガティブなエネルギーは逃げていきます。するとネ

ガティブなエネルギーでいっぱいだった心にスペースが空いてきます。

また、新しい選択や問題解決のためにアクションを起こすことでもネガティブなエネルギーは逃げていき、心にスペースが生まれます。

空いたスペースにはあなたに幸運をもたらすツキが入ってきて、幸せの好循環が起こるのです。

ココロの薬箱

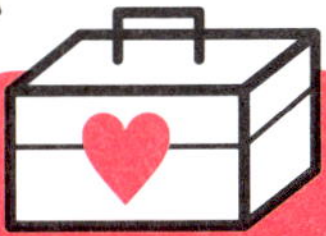

愚痴や陰口をやめて問題を解決するためにアクションを起こそう。そうすればあなたの心にツキが入り込むスペースができる。

column2

ついネガティブな言葉を言ってしまったら

口ぐせは現実化する……。

これは真実です。言霊にはエネルギーがあり、発した言葉を引き寄せます。

私自身も、以前はよくネガティブな言葉を発していました。するとどうなったかというと、どんどん気分が暗くなって最終的にはうつになりました。

そこからスピリチュアルや引き寄せの法則、自己啓発、心理学、量子物理学などの本を読んだり勉強して、引き寄せの法則の本も出版しました。

すべての過程で、「なぜ自分がこんな目に合わなくちゃいけないのか?」と葛藤・迷走しましたが、マイナスな出来事の「点」が、作家という今の仕事の「線」につながっているとはその当時は思いもしませんでした。

知り合いに作家の先輩もいませんでしたし、「本を出版する」「作家になる」なんてことは、九州の地方都市の大分では想像すらできないことでした。

今考えれば、奇跡みたいなものなのです。

ではどうして私がこのように夢を達成できたのか？

それは、言霊の力を信じて引き寄せたとしか言いようがありません。

そんな私がよく使っていた方法のひとつをご紹介します。

打消し法という方法です。

打消し法とは、ついついネガティブな言葉を使ってしまったときに、その言葉をキャンセル・クリアして、ポジティブな言葉で上書きするという、誰にでもできる簡単な方法です。

やり方は簡単ですが、あなどることはできません。やってみると分かると思いますが、ポジティブな言葉と動作を加えると脳と潜在意識が変化します。

やり方をご説明します。

ネガティブな言葉を使ったときに「打消し」＋「フォローあるいは書き換えワードを言う」ということを心がけるだけです。

たとえば、

「ああ仕事でミスった　自分はダメな人間だな……」（ネガティブ発言）

「と言っていたけれども……」（打消し）

「今のはなしにして……」（打消し）

「これから挽回してバリバリ成果を出すぞ！」（フォロー＋書き換えワード）

という感じです。

column2

そして最後に、第2章でもお伝えしたように姿勢を変えて、口角をあげて、笑顔を作ります。

このことにより、表情筋の反応が脳に伝わりセロトニン（幸福ホルモン）が分泌され、最後に出した言葉（フォロー＋書き換えワード）が潜在意識に定着されるようになります。

この方法を習慣にすると「引き寄せるもの」が変わり、マイナス発想でも臨機応変に自分でポジティブな発想にチェンジできるようになります。

ぜひ　お試しください。

第3章

人間関係をラクにするための1分間潜在意識セラピー

コントロールできないことに一喜一憂しない

ストレス・悩みの原因の多くは人間関係です。

世の中には、
・上司が分かってくれない
・子どもが言うことを聞かない
・彼氏の性格を変えたい

など、相手をコントロールできないことに大きなストレスを感じている人が多くいます。

そんな人たちには、心を悩ます事柄の３つのパターンをお伝えします。

①自分でやれば解決できること
②自分では解決できないけど、人の助けを借りれば解決できること
③自分でも他人でも解決できないこと

ストレスや悩みの原因となる事柄は、すべてこの３つに分類できます。

もしあなたの悩みが①・②のパターンに分類されたのであれば、自分の力で解決を試みたり、他人の力を借りれば乗り越えられることがほとんどです。

しかし、「別れた彼氏にもう１度こちらを向いてほしい」とか「あの上司の性格が気に入らない」など、あなたがどんなに考えてもどうにもできない③については、そもそも解決できないのですから、考えても事態は変わりません。ただストレスを大きくしてしまうだけなのです。

自分のコントロールが及ばない事柄は「考えてもしかたがない」「なるようにしかならない」と、『時間薬（P54）』を信じて割り切ることが大切です。

ココロの薬箱

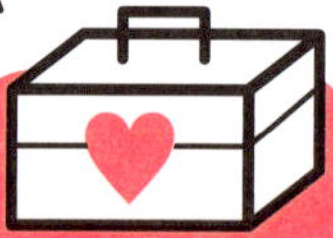

悩みを書き出して、3つの分類のどれに当てはまるかチェックしてみよう。

過去と相手は変えられないが未来と自分は変え放題

心理学では、人間関係の基本的な考え方として「過去と相手は変えられない」という教えがあります。

相手をどうにか変えたい、自分の思うようにならないから悩んでいるという理由で、私のカウンセリングに来られる方がいます。

職場での上司や部下、家族では親や子ども、恋愛では彼や彼女など、他人をどうにか思いどおりに変えたいと願って相談に来られるのです。

しかし、残念ながら相手が変わることはほとんどありません。すでにお伝えしたように、それは自分のコントロールが及ばない問題なのです。

相手を変えるよりも何倍も確実で何倍も早い方法。

それは自分が変わることです。

あなたが相手に接する態度・行為・姿勢・言葉づかい、あなた自身の考え方・生き方を変えたとき、不思議と相手も変わっていきます。

たとえば、子どもの不登校の原因が親にある場合、親がカウンセリングを受けることで親自身が子どもの不登校は自分に原因があると気づきます。そして、自分の生き方や子どもへの接し方を改めると、不思議と子どもは学校に行くようになります。

親が幸せなら子どもも幸せになるのです。

これが鏡にたとえられる人間関係の真実です。まずは相手ではなく、自分を変えるのです。

従来の心理学では過去は変えられないとありますが、私が行なっている催眠療法では過去の解釈や思い込みを変えることができます。

しかし、それは専門家から催眠療法を受けなければなりません。

建設的でお金がかからないのは、過去ではなく今の自分を変えることなのです。

ココロの薬箱

他人ではなく自分を変える勇気を持とう。そうすればおのずと未来も変わりはじめる。

抱えている問題の主語に注目すると
やるべきことが見えてくる

人間関係で悩んでいるときに、もっとも簡単に分かりやすく「どうすればよいか」を知る方法があります。

それは、頭の中にある問題をすべて紙に書き出すことです。

人は頭の中だけでいろいろと考えていると、どれだけのことで悩んでいるのかがごちゃごちゃになって分からなくなります。

頭の中がモヤモヤしたら、気持ちを整理するためにも、いったん文章化してみてください。

そしてすべて書き出したら、その悩みの主語に注目してみましょう。

彼が……、旦那が……、上司が……、部下が……、子どもが……という**自分以外が主語の場合は、その問題をいったん手放してしまって構いません。**

そして、**主語が「私が……」の問題に対してだけ自分が変わる努力をすると、不思議と相手が主語だった悩みも変化していくのです。**

ココロの薬箱

**主語が「私」の問題にだけ向き合おう。
すると他の問題も変化していく。**

嫌な言葉を言われたときに思い出してほしいこと

どんな人でも人間関係でつらい思いをしたことがあるはずです。

「なんでこんな簡単なこともできないの？　ほんと役に立たないね」

「あなたって、ほんとうに空気の読めない人ね」

など、つらい罵倒を受けて傷つき、落ち込み、さらに自分で自分を責めることの繰り返し……。

罵倒→謝る→さらに緊張して失敗→家に帰って自分を責める……。

このような負のループにはまっていませんか？

そんな毎日でつらい思いをされているのならば、このお話があなたの役に立つかもしれません。

あなたに対してひどい言葉をあびせる人は、「もっとも残虐・凶暴性を放ち、心に傷あとを遺す言葉」を選んでいます。

しかし、その言葉は「その人自身が誰かに言われてひどく傷ついた言葉」と見事に一致するのです。

もし、**あなたがつらい言葉を言われたのなら「この人は過去に同じ言葉で傷つけられた人なんだな」と思えばいいのです。**

そしてあなたは、その言葉を受け入れる必要はありません。

なぜなら、**人は自分の選択で自分がその言葉を受け入れるかどうかを選択できる生**

き物だからです。

この考え方は重要です。

自分にまったく非がなくパワハラのように言われた言葉ならば、その言葉を自分の中にとり入れる・とり入れないの権利はあなた自身にあります。

この言葉は私の中に取り入れない！　その意識を持っているだけで、ダメージがまったく違うことに気づくはずです。

言葉が侵入するのを許してしまうのはあなたです。つらい言葉の侵入は阻止しましょう。

頭の中のイメージで「はね返す」でも構いませんし「撃ち落とす」でも構いません。

あなたにすべての権限があるのです。いつもそれを意識してください。

補足ですが、人に対してやさしい言葉をかけられる人は、過去に自分もやさしい言葉をかけてもらって嬉しくなった人です。

あなたも「人からされて嫌なこと」をしないと意識して、普段の言葉を変えてみましょう。

人は言葉・行動・想いの3つが揃ったときに成長するものです。

ココロの薬箱

ひどい言葉を発する人はかわいそうな人。
あなたは言葉を受け入れるか拒むかのすべての権限を持っている。

心の距離感のヒントはキャッチボールに隠れている

人間関係にはある程度の距離感が必要です。

私は**親子でも「親しき仲にも礼儀あり」で、6割のつき合いが目安**だとカウンセリングでお話ししています。4～5割でもよいくらいです。とにかく過干渉はよくないことです。

相手とべったりし過ぎると、お互いに依存したり過剰に期待したりしてしまいます。そうなると相手も自分も苦しくなる一方です。

人づき合いはキャッチボールそのものです。

相手が投げた玉（ここでは会話や相手の動作）を受けとり、それに応じてこちらも投げ返す。

人間関係・コミュニケーションは、2人で心のキャッチボールをしているのです。

キャッチボールするときに、お互いがべったりとくっついていたらどうなるでしょう？

そう、ボールが投げられなくなります。

ココロの薬箱

相手との適切な距離を意識しよう。
6割のつき合いがストレスをなくします。
相手も自分も縛らないことが楽になる方法です。

期待を手放せば人間関係は楽になる

私たちは、友だち、同僚、上司、家族、恋人など、多くの人との関わりの中で生きています。

人との関わりがあるからこそ人生は彩りに満ちているのですが、人との関わりがあるからこそ悩みや負の感情が生まれるとも言えます。

人間関係の悩みの原因のひとつは「相手に対する期待」です。

私たちは相手に対して「こうあるべき」「こうしてほしい」「こうなるはず」といった期待を無意識に抱いていることがあります。

「うまくやってくれるんじゃないか？」

「あの人なら任せても大丈夫。きっと結果を残すはず……」

「彼ならきっとこう言ってくれるはず……」

「あの子なら学校のテストで満点をとれるはず！」


ところが、相手に期待し過ぎると、仮に相手が期待どおりの動きをしてくれなかったり、結果を出してくれなかったとき、**相手を責めるような気持ちになってしまいます。**

「うまくこなしてくれると思ってたのに……」とがっかりしたり、「私の思うとおりにやってくれなかった！」と腹が立ったり……、いたずらに感情を揺さぶられてしまいます。

それは、期待した自分も、期待された相手も傷つけることです。

自分の期待と違う結果になったとき、相手への期待のレベルが高いほど、自分のストレスのレベルも高くなることに気づきましょう。

「うまくいってもいかなくてもOK」「どんな結果でも受け入れよう」というスタンスでいられたら、自分も相手も縛られずに自由に動き、その人の個性を尊重して関わっていくことができます。

ココロの薬箱

相手を尊重して余計な期待を手放せば、人間関係のイライラは消えていく

恥は自分の心の中にしか存在しない

人間関係での悩みの１つに対人緊張というものがあります。

失敗してはいけない、自分をよく見せたいという思いが緊張を生むのです。

こういう悩みを持っている方は、相手の評価基準の中で縛られて生きていると言ってもいいでしょう。

私はこの生き方を「他者中心の生き方」と呼んでいます。

ちょっと会議中に言葉をかんでしまい、恥をかいた。

上司からみんなの前で怒られた。

部下にうまく説明できなくて恥をかいた。

このような出来事であなたが恥をかいたことがトラウマになってしまうと、「今回はうまくできるだろうか……」と最初からできない場面を想定するようになってしまうのです。

実は、**恥をかいたあなたはずっとその出来事を覚えていますが、怒った上司や部下など、まわりの人はそれほど覚えていないものです。**

私は不登校のカウンセリングも行っていますが、ある子どもが学校でいじめられていたことが学校に行けない本当の理由だというケースがありました。

ご両親が先生を介入して、いじめる側の生徒と話し合ったそうです。

そこで分かったことは、いじめられた子どもはいじめられたことを強く覚えていますが、いじめた側の子どもは、いじめたという認識も弱く、いじめられた子ほどいじめた内容を覚えていないということです。

それと同様に、あなたの中で強く印象に残っている出来事も、相手にとっては重要な出来事ではないことが多いのです。覚えてもいないかもしれませんし、少なくともあなたほど気にはしていないのです。

これを理解して、自分が気にしすぎているのかもしれない、と疑えるようになったら一段階クリアです。

ココロの薬箱

あなたが思っている「恥」はまわりには存在しないと思えると、対人関係が楽になる。

すべての人に好かれる幻想を捨てる「サシミの法則」

「上司からデキる人間だと思われたい」

「男性からかわいい女性だと思われたい」

「夫や子どもから頼れる母親だと思われたい」

そんなふうにあなたは「まわりから好かれたい」と思ってはいませんか？

そのためには「無理して仕事をこなさなきゃ」、「母親として完璧な子育てをしなくちゃ」と思って、無理をしてしまうんですね。


世の中には『サシミの法則』というものがあります。

これは企業の営業活動でよく耳にする法則です。

サ……３人→あなたのことを好きになってくれる人
シ……４人→あなたのことを好きでも嫌いでもない人
ミ……３人→あなたのことを好きではない人

つまり、10人中7人はあなたのことを「好きではない」か「どちらでもない」のです。

もうひとつ例を挙げましょう。

好きな芸能人ランキングの投票結果などがたまに雑誌などに掲載されていますが、好きな人・抱かれたい人上位10人にAさんが入っていて、嫌いな人・抱かれたくない人上位10人にも同じAさんが入ってることがあります。これを不思議に思ったことはないですか？

これも『サシミの法則』と一緒で、すべての人に好かれるなんて幻想だということです。

世の中はそういうものだと開き直ると心は楽になります。ときには「嫌われる勇気を持つこと」が心が折れそうなときには自分を守ることにも繋がるのです。

少し極端ですが、私は日本の人口が仮に1億人として、9999万9999人に嫌われても構わないと思っています。たった1人、心から腹を割って話せる親友がいればいいと思っているのです。

大切なのは、あなたのことを一番近くで愛してくれる人を本当に大切にすることです。

誰かに批判されようが、嫌われようが、勝手にさせておけばいいのです。

その人たちに注意を向ける労力や時間すらもったいないことなのです。
人生には限られた時間しかないのですから。

すべての人から好かれたいという願望は誰でも持っていますが、それは不可能だということを知りましょう。

開き直って「嫌われる勇気」を持てば、心が少し楽になるのです。

ココロの薬箱

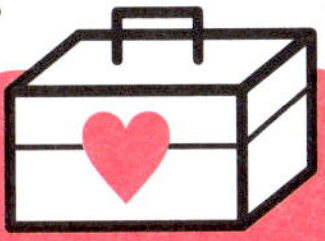

自分を受け入れない人がいてもいい。
みんなに好かれなくても大丈夫。
それは自然なことなのです。

相手が「でも」「だけど」「しかし」と言ってきたら……

意見の違いですぐに人と衝突してしまう、相手がこちらの話を理解してくれなくてイライラするなど、コミュニケーションでつまづいている人はとても多いと思います。

友人同士、夫婦間、親子間、上司・部下など、すべての人間関係に当てはまりますが、人との衝突をあらかじめ避ける方法があります。

それは、**あなたの言葉を聞いたあとの相手の最初のひと言**に注目する方法です。

あなたが何かを言ったあとに、相手が「でも」「だけど」「だって」「しかし」などの接続詞を入れた場合、あなたの話した言葉は相手に伝わっていないか、相手は違う意見を持っていると察しましょう。

その場合は、「あっ、○○さんは私の意見に賛成じゃないんだ！」といち早く気づき、「何か私の意見に対して話したいことある？　なんでも聞くから気軽に話してね」と促してあげましょう。

すると相手は「自分のことを理解しようとしてくれている」と感じ、**たとえ意見が違っていても言い争いに発展することはありません。**むしろ、相手からは隠された本音が出てくるはずです。

ココロの薬箱

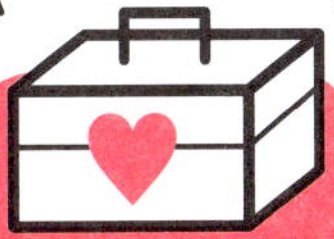

「でも……」は相手が納得していないサイン。相手が話しやすいように聞き役に回ろう。

今のパートナーと結婚して幸せになれるか見極める方法

自分がおつき合いしているパートナーが、10年後に自分にどんな接し方をしているか、あらかじめ予測できる方法があります。

1人でも多くの方が、自分にとって最善の方と出会い、幸せな人生を過ごしていただきたいと思って書きます。

結論からお話しします。

あなたのパートナーが、利害関係やつき合いがないまったくの第三者に対してどのような態度をとるのかをしっかり観察すれば、すべてが分かります。

たとえば、突然セールスの電話や訪問があったとき、人によってはひどく冷たい言葉で対応します。

「二度と来るな！」と罵倒、怒鳴る人もいますね。

レストランでウェイターさんがちょっと注文をとり間違えたり、オーダーした品が出てこなかったりしたとき、どんな態度をするのか？

人によっては「上司を呼んでこい！」とさげすんだ態度や暴言、責任追及をする人もいます。

タクシーに乗ったときもよくパートナーの態度を観察してみてください。

運転手さんに対して「道を間違えた」とか「態度が気に入らない」とか文句を言う人もいますし、怒鳴ったり、つらく当たったり、上から目線でモノを言う人もいます。

今、あなたとパートナーの関係性は、お互いに感情が高まっていて、とてもよい状態だと言えます。

しかし、10年後、20年後、30年後……、今の感情がいずれは冷めていきます。

今のパートナーが、もし前述したように第三者への接し方が横柄であったり、冷たい態度をとる人であるならば、感情が冷めてしまった未来のあなたに対してもそのような態度をとる可能性はかなり高いのです。

つまり、**赤の他人への対応・態度＝結婚したあとの自分への対応・態度なのです。**

逆に言えば、第三者にも優しい態度をとり、節度ある礼儀をわきまえている人であれば、たとえ感情が冷めた後でも、あなたにそのように当たる可能性は低いのです。

ぜひ、この考え方を知っておいていただき、今後の人生にお役立てください。

ココロの薬箱

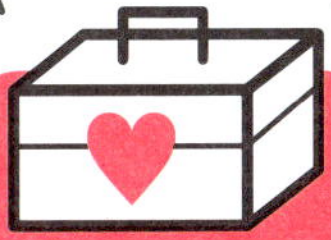

今のパートナーがあなたに優しいのは当然。パートナーが見せる赤の他人への態度が未来のあなたへの態度。

また会いたいと思われる人になるには

会社にお勤めされている方は自分の名刺を見てみましょう。

あなたの信用の大半は、あなたが勤めている会社のブランドが作っています。


でも、もしあなたの名刺から会社名を外したとしても、お客様が、

「あなたと会いたい」

「話がしたい」

「あの人といるといつも元気になれる」

など、指名される人になることが大切です。

このときのキーポイントは**「また……」**です。

一度お会いした人から「また○○さんに会いたい」と言ってもらえる人間力や魅力があなたにあるかどうかで勝負が決まるのです。

リピートしてもらえるということは、あなたを信用してもらえたという証です。その人の中に、あなたの信用貯金が増えたのです。

これは、仕事がデキるかデキないかといったこととは別の問題です。

仕事で成果を出すことはもちろん重要ですが、人間としての魅力を磨くことはそれ以上にあなたの価値を高めます。

恋愛でも仕事でも人間関係の本質は、「魅力をつける」ということなのです。

ココロの薬箱

「仕事がデキる人」になるより「また会いたいと思われる人」になろう

そのためには、相手のことを分かろうという謙虚な気持ちや、あなた自身の笑顔や態度、勉強などが求められます。

努力は決して人を裏切りません。

誰かが必ずあなたを見てくれています。

すると、ブーメランの法則によって、あなたによいことが返ってきます。

column3

鳥にあこがれても飛べるようにはならない

誰でも、自分の持っている個性・あり方を見つけて磨くと、苦しまずに自分らしく生きることができます。

世の中には生まれつき天才と言われる人がいます。
生まれつき容姿端麗に生まれてくる人がいます。
親がお金持ちの家柄に育ち、高い教育を受けられる恵まれた人がいます。

その一方で、
集中力や暗記力が弱いなど、勉強が苦手な人がいます。
顔やスタイルに自信がなく、コンプレックス・劣等感を持っている人がいます。

親が裕福ではなく、お金を稼ぐために高校に行けなかった人がいます。

このように考えると、資本主義はなんて不公平なんだと嘆く人もいるかもしれません。でもそうではありません。ものは考え方です。逆によかったことを考えてみましょう。

たとえば、自分は勉強が苦手だったから、部活や絵・音楽などをがんばった結果、その分野で成果を残し一流になれた。

容姿に自信がなかったから、小学校の頃から勉強だけは負けまいと努力して、英語も学び、外資系大企業に就職して管理職になった。

中卒で働きはじめたおかげで、高校に行った人より3年早く、大学に行った人より7年も早く社会に出ることができて、社会での生きた実学や経験を高卒・大卒の人より早く学び吸収できた。そのおかげで今では起業して社長になり、本当によかった、など。

人とくらべることが不幸の始まりです。人と自分は違って当たり前なのです。

カメはどんなに急いでもウサギにはなれません。

アサガオが春に咲きたいと思っても、桜にはなれません。

犬がどんなに空を飛ぶ鳥にあこがれても、翼は生えません。

だからこそ、犬でよかったことを考えるのです。

足が速いとか、鼻が利くとか、人間に飼われていたら自分で餌を取ってこなくてもいいとか、人から愛情をたっぷりもらって家族のように接してもらって幸せだ、とか。

コンプレックスは克服するべきものではなく、すでにあなたが持っているすばらしい個性なのです。コンプレックスと向き合うことは、宝の山に目を向けるチャン

column3

スなのです。

世の中には、自分の生きざま・使命・天職・天命を見つけることで成功していく人たちがいます。

その人たちの特徴は、猫は犬になれないということをいち早く経験から悟っているということです。

生き方・あり方を見つめたとき、コンプレックスなんて克服する必要がないことに気づくはずです。

あなたが『世界でたったひとつのあなたという名の奇跡の花』を咲かせて生きていけば、あなたに出逢った人を通して、あなたの価値が拡がっていくはずです。

第4章

1歩踏み出すための1分間潜在意識セラピー

これからはもう良いことしか起こらない

一生のパートナーになると思っていた恋人に突然別れを告げられた……。

職場の上司からパワハラを受け続けて、うつになった……。

精いっぱいがんばってきたのに、会社をリストラされた……。

心を許し、信頼していた人に裏切られた……。

そんな経験をしたあなたは、悔しくてやりきれなくて涙があふれて止まらない状態かもしれません。
人生の絶望を感じて深く沈み込んでしまっているかもしれません。

そんなときは、こう考えてみてください。

今の自分は人生のどん底にいる。
もうこれ以上、落ちていくことはできない。
あとは上がっていくだけ。

ココロの薬箱

どん底だから、もう落ちることはない。
これから起こることはすべてハッピー。

涙はあなたに幸せを運ぶ最大の味方

つらい思いをして泣きたくなったら、我慢しないでください。

心のフタをはずして、涙を流すと心が洗われます。

とてもつらくて心が折れそうなのに、ぐっーと泣くのを抑えて1人で我慢してる人がいます。

友だちにも家族にも平気な顔をして精いっぱいの笑顔を作って頑張ってしまう人もいるでしょう。

でも、胸の中では泣きたいのに、ありのままの自分の気持ちを殺してしまってはいけません。

もう無理はしなくていいのです。

感情を抑え込んでフタをして生きていくと本当に心が折れてしまいます。

風船に息を吹いて空気を入れ続けたら、割れてしまいます。

心もそれと同じです。

限界まで膨れて破裂してしまう前に、風船の空気穴から適度に中の空気を出してあげましょう。

胸の奥から涙がこみあげるのは、あなたがあなたらしく生きている証拠です。

涙は敵ではありません。涙はあなたの最大の味方です。
涙はあなたを癒して、あなたを明日へと運んでくれる安全な乗り物です。
涙は大切なあなたの友だちです。
涙を嫌わないであげてください。

ココロの薬箱

みんな泣きながら癒されて強くなる。ありのままの涙を流そう。

未来の自分があなたの今を変える

どん底のときに前に１歩進むためには、自分が今の自分をどのように定義しているのかを知ることが大切です。

たとえば、

「自分は何をやってもうまくいかない人間だ」
「私は異性から愛されない人間だ」
「私は人に嫌われる性格だ」

という思い込みを持っていると、あなたの人生はその思い込みどおりになってしまうでしょう。

そんなときは、目を閉じて、将来なりたい理想のあなたをイメージしましょう。

どんな場所で、どんな服装で、どんな気分で、どんな振る舞いをしていますか？

そして、どんなわくわくした人生を過ごしていますか？

イメージができたら、**未来にいる理想の自分から、どん底のあなたにアドバイスをしてみましょう。**

現在の自分と未来の自分をくらべてみて、未来の自分からどんなアドバイスができるか考えてみるのです。

「もっと声をはっきり大きく話す」

「人の目をちゃんと見て話す」

など……。

このようなささいなことでもかまいません。

ささいなことの積み重ねが将来のあなたを変えていきます。

ささいなことをバカにしてはいけません。

建築の世界では「神は細部に宿る」という言葉があります。

車でもほんの2センチ横にハンドルを傾けると、30分後には行きつく先はまったく違った場所になるのです。

ココロの薬箱

なりたい未来の自分をイメージして今の自分を変えるヒントをもらおう。

失敗はただの「出来事」に過ぎない

誰でも仕事で失敗して落ち込んだり、過去の失敗を思い出してはいたたまれない気分になったりすることがあると思います。

また、「失敗した」という苦い経験が今後のあなたを縛りつけて、あなたの自信を奪ったり、行動への不安を掻き立てる原因にもなります。

しかし「失敗」という言葉は、心理学の世界ではあまり使うことのない単語だということをご存知でしょうか。

「失敗」というのは、物事がうまくいかなかったときに使う言葉です。

そこには、自分が思い描いていた結果・未来・実績を残せなかったことを悔やむ気持ちがセットになっています。


そこで、いったん思考をリセットして、もう少し高い視点（神様の目から見た高い視点）から見てみましょう。

自分が思い描いていた結果にならなかったということは、決して「失敗」ではなく、ただの「出来事」が起きたということに過ぎないということが分かってくるはずです。

たとえば、

「Aという地点を目指していたけど、B地点にしか来れなかった」。

普通の考え方だと、これは「失敗」だとみなされてしまうでしょう。

しかし、A地点から見える景色では絶対に分からなかったB地点のよさや、B地点にしかない気づきがあるものです。

その経験や気づきを生かして、新しい行動をすると、あなたが思い描いていたA地点という成功よりも、さらに素晴らしい学びや景色が見えるA'（エーダッシュ）に行けるようになります。

それはもはや「失敗」ではなく「チャンス」だと言えます。

どんな経験も「失敗」という概念でとらえるのではなく、自分の行動によって、ある反応が起こっただけだと考えましょう。

「失敗」ではなく「出来事」があっただけなのです。

このように、高い視点から物事を見ることで、今まで見えてこなかったものが目の前に現れて、あなたにとっての大きなチャンスとなるでしょう。

ココロの薬箱

「失敗」なんて存在しない。高い視点から見ることで、今まで見えてこなかったチャンスや気づきが得られる。

「〜できるかも」で1歩前に進める

自分に自信がなくて落ち込んだり不安になっているときは、なかなかプラスのイメージを持てない人が多いと思います。自分の明るい未来を容易に想像することが気分的に難しいのです。

そのようなときは、まずは言葉で口に出してみましょう。

はじめは「ファイナンシャルプランナーの試験に受かります！」など、強く断定して言葉にしてみましょう。

しかし、無理やり断定口調で言葉に出すと、だんだんと自分の言葉に自信がなくなってくる場合があります。

もちろん、勉強をして試験に合格するレベルの知識をつけておくのは当たり前ですが、それでも「合格する」と断定できないときもあります。

そのようなときは、

「わたしはファイナンシャルプランナーの試験に受かります！」

ではなく、

「わたしはファイナンシャルプランナーの試験に受かるかも」

と言い換えてみましょう。

「かも」をつければ抵抗なく言えるのではないでしょうか。

「かも」をつけたとしても、**よいイメージはあなたの潜在意識に入り込みます。**

パートナーに愛されているか自信がなければ、

「わたし愛されてるかも……」

「わたし幸せかも……」

と言葉にしてみましょう。

すると不思議なことに、イメージがプラスになっていくことに気づくでしょう。

そうやって、大きなことを断定できないときは、少し言葉を変えてあげると自信がついていきます。

ココロの薬箱

表現を「できるかも……」に変えると、夢に近づくイメージが持ちやすい。

生きていることさえ当たり前ではない

私たちは泣きながら生まれてきました。
泣くということは呼吸をしているということです。
呼吸ができるということは、現時点であなたは生きているということです。
もし死んでいたら、落ち込むことさえできません。

生きてさえいれば、チャンスはめぐってきます。
そのためには、まず呼吸をして食事をして休息をとり、生き続けることが大切です。

今日も世界のどこかでは、小さな子どもたちが食事を摂れず栄養失調で亡くなっています。

病気の人は、朝、目が覚めたことに感謝しています。今日も生きていられることに感謝するのです。

私は看護師としても様々な専門科で働いてきました。その中の1つに、ターミナル終末期医療があります。医学的な治療ができずに、人生の残された時間をその人らしく生きてもらうために作られた施設です。

そこでは自分の手でご飯を食べることができない方もいました。

自分の力で食べること、移動すること、話すことができず、1日中ベッドの上で過ごしている人たちがたくさんいるのです。

あなたが今、当たり前と思っていることは、本当は当たり前ではないことに気づいてください。毎朝当然のように目が覚めることも、手足が動かせることも、言葉を話せることも、こうして本が読めることも、何１つ当たり前ではないということです。

感謝の気持ちを知ると、落ち込んだときにエネルギーが湧いてきます。それが落ち込んだ状態を乗り越える力の１つになるのです。

ココロの薬箱

**落ち込んだときこそ
生きていることに感謝すると、
自然とエネルギーが湧いてくる。**

嫌なことを笑いに変換するゲーム

会社で上司や先輩にいつも叱られて気分がヘコんでしまい心が落ち着かない……。

性格の合わない同僚がいつもいじわるをしてくる……。

そんなときは、こわばった頭のネジをゆるめて、ゲームをしているとイメージしてみましょう。

それは**「普段の出来事をどれだけ面白く受けとれるか」というゲーム**です。

自分をとり巻くさまざまな出来事を、思い出すと思わず吹き出してしまうような笑いに変換していくのです。

たとえば、いつも怒っている上司を、怒りの達人・超人と名づけて、怒られたら心の中で「さすが怒りの達人、言う言葉にキレがあるな～」など、少しちゃかしてみましょう。

後で思い出しては笑ってしまうような「ツッコミ」を頭の中でどんどん言ってしまってください。

すると、**上司に怒られたことが「後で思い出しては笑える出来事」になります。**

思い出し笑いは人を幸せな気持ちにさせます。

前に進むためには、笑いを力にすることが人生には必要です。

ココロの薬箱

笑いゲームでいつも楽しい気分でいよう。
気分がいいと前に進む勇気が湧いてくる。

つらいときほど未来の土台が作られる

落ち込んでしまって1歩前に踏み出す気力が出ないとき、それは自分自身の基礎づくりの時期だと思うと少し気が楽になります。

東京スカイツリーの高さは634メートルですが、あなたはその土台の基礎杭がどれくらいの長さだと思いますか?

答えは50メートルです。

普通の一軒家の場合は、建物が8メートルくらいで、70センチくらいの基礎杭が打たれています。

つまり、高い建物を建てるためには、高さに比例して土台である基礎杭を深く打つことが必要だということです。

また、ピラミッドの土台は三角形です。3点でしっかり支えられているため、とても安定しています。1点や2点では崩れやすくても、3点の支えがあれば大丈夫ということです。

上に向かうほどピラミッドの三角形の面積は小さくなっていきますので、さらに安定感が増します。

同じように、ロッククライミングをする際、崖のような危険な場所を登るときは、必ず岩場に両手と片足、あるいは両足と片足というように、四肢のうちの3本を安全なポイントに置きながら移動します。これが安全確保です。3点確保とも言います。

もし、上ばかりを目指してピラミッドの3点の間隔を狭くしてしまうとどうなるでしょうか？

ピラミットは長細い棒のようになります。高さだけは増すかもしれませんが、安定感に欠けて崩れやすくなってしまいます。

上だけを見過ぎて、足元をおろそかにしているとそうなるのです。

もし理想と現実のギャップに悩んだり、うまくいかない状況に落ち込んでしまったときは、

「今の自分は土台作り・深堀りの時期だ」

と思いましょう。

この時期の過ごし方を未来につながるチャンスとしてとらえるのです。

大きく、深く、安定した土台ができていなければ、理想は目指せません。逆にこうした土台をしっかりと固めた人は、自然と成功するようになっています。

時期が来て、あなたの努力が実を結んで成功を手にするとき、ちょっとやそっとの風では折れない柳のようにしなる心と、倒れない土台作りが完成されているはずです。

ココロの薬箱

つらくて前に進めないときは上ばかり眺めずに足元を見よう。基礎づくりが将来のあなたを助けてくれる。

本当に大切なものが見えるとき

つらくて悲しくて、もう1歩も動けないと感じたときは、目を閉じて想像してみてください。今日が地球最後の日だったらと……。

もしそうだとしたら、あなたは誰に会いに行きたいですか？
その答えがあなたがこの世に生まれて一番大切にしている、かけがえのないものなのです。

ある人は、家族と会いたいと思うでしょう。
ある人は、飼っている猫や犬と会いたいと思うでしょう。

ある人は、昔お世話になった人に会いたいと思うでしょう。
あの人と会って側にいたい、話したい……。

そして、もしその人に会えるのなら、**今日でも明日でも時間を作って会いに行ってみましょう。**

落ち込んでいるあなたに1歩だけ前に進むパワーをくれるのは、その人たちなのです。

私は地球最後の日はやはり家族や愛している人と一緒に居たいです。
それはかけがえのない大切な存在だからです。

あなたが本当に大切にしている人と時間を過ごすことは、落ち込んだあなたを癒してくれるやさしい眠りのような、あたたかいブランケットのようなものなのです。

ココロの薬箱

大切なあの人に今すぐに会いに行こう。

いつもは見えていなかったこと。
今、あなたははっきりと意識しました。

本を読んで実際に行動する人は、残念ながら全体の5％もいません。
でも、もしあなたがその5％の中に入って行動したとき、あなたの本当に大切なものがあなたの心をずっとやさしく照らし続けてくれると思います。

column4

人生は出逢いで好転する

私は出逢いをすごく大切にしています。「誰と出逢うのか？」で人生が変わることを知っているからです。

こうして本を書いたり、ブログやSNSや講演会・催音ボイスで歌うヒーリングライブをするのも、最終的には「出逢う」ためです。もちろん、一番は「お役に立ちたい」という貢献心があります。あなたともこの本で出逢いましたね。

そもそもあなたも出逢いがなければ存在していません。

あなたの命があるのは、ご両親が恋愛して結婚したからです。そう考えれば、あなたの出発点も「出逢い」です。

また、生まれてから今まで、感動した出逢いはあなたを人間的に大きく変えてきているはずです。
たとえば恋人との出逢い、友だちとの出逢い、素晴らしい映画との出逢い、本との出逢い、愛犬・愛猫との出逢い、ブログやフェイスブックでの出逢い、旅行での美しい景色との出逢い、癒される音楽との出逢い……。

人生は出逢いの積み重ねで「点と点が線」になり、つながっているのです。恋人と出逢うという「小さな点」が、結婚という人生の「大きな線」につながるというように。

私自身も好きな著者さんの本を読んで「会いたい」と思えば、著者さんの開催する出版記念パーティーや講演会、セミナーなどに参加して「つながりのきっかけ」を持つことがありますし、そこから関係が発展していったことが人生の中でたくさんあります。

人生を好転させたいのならば、どうしたらあの人と直接出逢えるのかということを考えるといいと思います。つまり行動するということに意識を落とし込むのです。

ただし、相手から奪えるものは奪ってしまおう……、吸収できるものだけ吸収してしまおうという「クレクレ意識」では嫌われてしまうのは仕方ありませんし、打算的に会えば、相手もそれを敏感に察知します。

有名な方や実力のあるビジネスパーソンは、あなたに会うメリットがないと会ってもらえないこともあるかもしれません。相手ができない・不得意なことで、あなたが得意なことはないでしょうか？　もしあなたが相手にとって役に立つメリットを提供できるのなら、コンタクトをとってみましょう。

もちろん相手には断る権利があることを理解したうえでです。

そしてもしお会いすることができたら、自分の持っている資産で相手に貢献できることを提案するのです。

column4

資産とは人・モノ・情報・お金・技術・知識・愛情などのことを指します。人・モノ・情報・お金・技術・知識・愛情はすべて人との出逢いを通して運ばれてくるのです。点と点という小さな出逢いがあなたの人生に意味を与え、大きな線になります。そういうことを知って人に会いに行くことができる人は、相手の限りある時間を無駄に奪わない配慮のできる人だと思います。

結局は人とのご縁・つながりを大切に紡いでいける人ほど多くの方に愛され幸せになれるということなのです。

人との関係を大事に、自分も人も大切にできる人こそ、人生を自分の力で変えていくことができる人とも言えます。

「出逢い」の力で、人生の点と点を線にして、素晴らしい人生をあなたが過ごされることを心から祈っています。

おわりに

ここまで読んでいただいてありがとうございます。

最後に私が一番あなたに伝えたい話をさせてください。それは少々俗世的な言葉づかいになってしまいますが、次の言葉に要約されると思います。

生きているだけで本当はまる儲け。命があることは奇跡。

お母さんの卵子とお父さんの精子であなたが生まれる確率はどのくらいかご存知でしょうか？

1回の放出量で精子の数は1～4億個。その中で卵子と受精できるのはたったの1個です。1つの精子が卵子と結合すると、卵子は受精膜をつくって、他の精子は入り込むことができないようになります。

つまりあなたは奇跡的な確率でこの世に生まれてきた大切な存在なのです。あなたがこの世に生きているだけで、すでに奇跡であるということを知ってください。

世の中には悲しいこと、つらいこと、楽しいこと、嬉しいことがあります。いいことも、悪いこともあります。そのすべての感情を感じられるのも、私たちが生まれてきて人間の身体と心を持ち、今日を生きているからです。

このことを知っていると、あなたが生きていることの奇跡、世界でたった1人しかいない自分の存在の尊さを強く感じられると思います。きっと自分に向ける意識が変わってきます。この本に出逢うこともきっと奇跡に近い確率でしょう。読んでいただいてご縁を感じています。

何度でも言葉にして言いたいです。あなたはとても大切な存在です。

自分自身をどんなときもいたわり、やさしく愛してあげてください。

「もうダメだ」と思った気持ちが、この本を読むことで少しでも軽くなったとすれば、心理カウンセラー・作家としてこれ以上の喜びはありません。

今回、青月社10周年プロジェクトである作家オーディションに合格させていただき、この本を世に出すことができました。青月社の編集長である笠井譲二氏には大変お世話になりました。ありがとうございます。

また、お世話になっている株式会社パブラボ代表の菊池学氏、いつも温かく見守ってくださる同編集部の田中智絵さん、そして私の家族、この本と出逢っていただいた読者のあなたに、心からお礼を申し上げます。

あなたが、これからの素敵な人生を自分らしく生きていけることを願って「おわりに」とさせていただきます。

弥永英晃

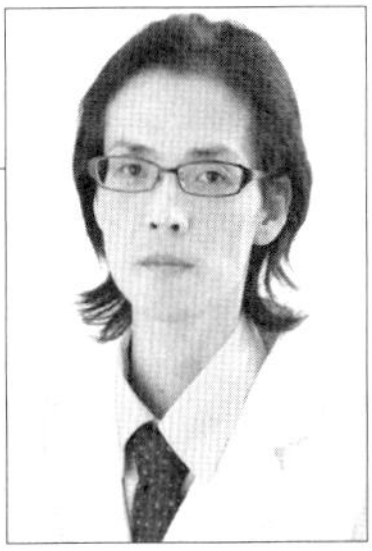

◉著者プロフィール

弥永 英晃（やなが・ひであき）

カウンセリング学博士・看護師・作家
心理オフィス　インナーボイス院長

福岡県生まれ、大分市在住。

医療・心理カウンセリング歴は16年で臨床経験は１万人以上。

地方在住であるにも関わらず、全国からクライアントが殺到し予約が取れない人気カウンセラー。

有名芸能人・財政界・医師・弁護士・スポーツ選手・起業家などの顧問カウンセラーとしても活躍している。


心療内科・精神科・思春期外来で病院カウンセラー・精神科看護師として勤務後、うつになる。薬を使わないでうつを治すために、国内外の著名な博士に師事。米国の催眠療法専門大学院にて臨床催眠過程を修了。催眠療法カウンセリングを専攻。米国IHF®・ITTO認定催眠療法トレーナー。

医療催眠を応用した潜在意識から働きかける心身へのアプローチから、潜在意識メンタルコーチとしても活躍。心理カウンセラーや催眠療法士の後進を育てている。


2015年、青月社10周年プロジェクトである作家オーディションに合格。

著書に『薬に頼らずラクになる　やさしいうつの治しかた』（パブラボ）がある。

もうダメだと心が折れそうになったとき
1分でラクになる心の薬箱

発行日　　2016年1月27日　第1刷

定　価　　本体1200円＋税

著　者　　弥永英晃

発　行　　株式会社 青月社
〒101-0032
東京都千代田区岩本町3-2-1 共同ビル8F
TEL 03-6679-3496　FAX 03-5833-8664

印刷・製本　萩原印刷株式会社

ISBN 978-4-8109-1289-0